č40

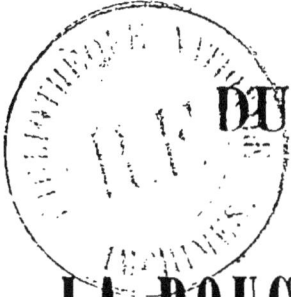

DU COMMERCE

DE

LA BOUCHERIE LYONNAISE

CONSIDÉRÉ

Au point de vue de l'hygiène publique

PAR F. QUIVOGNE

Vétérinaire à Lyon

LYON

ASSOCIATION TYPOGRAPHIQUE

Regard, rue de la Barre, 12.

1873

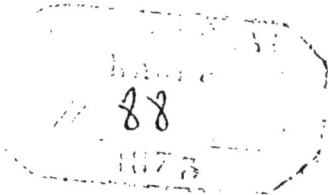

DU COMMERCE

DE

LA BOUCHERIE LYONNAISE

CONSIDÉRÉ

Au point de vue de l'hygiène publique

Parmi les nombreuses questions relatives à l'hygiène publique, celles qui se rattachent à l'alimentation et plus spécialement à la vente, à l'abatage et au débit des animaux de boucherie, méritent non-seulement d'attirer l'attention, mais s'imposent impérieusement à l'étude des administrations municipales.

Il s'agit, en effet, dans ce cas, d'un intérêt de la plus haute importance, et au sujet duquel l'autorité locale assume une responsabilité d'autant plus grave, plus complète et plus absolue que, dans cette circonstance, la population tout entière se repose loyalement et complètement sur la vigilance administrative.

Au point de vue sanitaire, le consommateur est en effet dans l'impossibilité de pouvoir apprécier les qualités de la viande qui lui est offerte à l'étal du boucher. Sous ce rapport, il achète cette viande avec une confiance absolue, la consomme et la digère de même; il est absolument convaincu qu'avant d'être mise en vente, cette viande a été soumise au contrôle rigoureux d'hommes spéciaux, parfaitement compétents et préposés à cet effet, et sa sécurité lui paraît tellement assurée, dans cette circonstance, qu'il n'a pas même l'idée de supposer qu'il soit possible de la mettre en doute.

Dans l'immense majorité des cas, cette sécurité est, en effet, véritablement effective, car les autorités compétentes n'oublient pas de veiller attentivement à l'application rigoureuse des mesures de police sanitaires édictées par nos codes, par les règlements ou les arrêts spéciaux, concernant le commerce des animaux de boucherie.

Dans toutes les villes de France possédant un abattoir, l'inspection sanitaire des animaux conduits dans ces établissements, est confiée à des hommes qui, par leurs études spéciales, présentent toutes les garanties de compétence nécessaires, pour juger les questions multiples et graves que le commerce des viandes de boucherie soulève incessamment. Dans les grands centres de population, tels que Paris, Bordeaux, Lille et Marseille, les fonctions d'inspecteur des abattoirs, sont reconnues tellement importantes par les municipalités, que les vétérinaires qui les acceptent sont exclusivement attachés au service de ces établissements.

Quelques villes, Bordeaux par exemple, ne donnent même cet emploi qu'au concours, et ne craignent pas de le rétribuer de façon à ce que le titulaire s'engage à consacrer tout son temps et son savoir à l'accomplissement de ses importantes fonctions.

Si une ville possède plusieurs abattoirs — comme Paris — non seulement des inspecteurs particuliers sont attachés à chacun de ces établissements, mais un inspecteur principal est encore désigné pour con-

trôler et centraliser entre ses mains les opérations
de tous les inspecteurs particuliers. Je ne sache pas
que nulle part, ces fonctions soient attribuées à d'autres personnes qu'à des vétérinaires.

De cette façon, l'administration municipale se
trouve entourée de toutes les garanties nécessaires à
la responsabilité importante qui lui incombe; car
avec une inspection sanitaire organisée sur de pa-
reilles bases, il n'est pas possible d'admettre que des
fraudes sérieuses puissent se commettre à propos de
l'abatage et de la vente des viandes de boucherie.
En appliquant ces principes, les municipalités ne
remplissent d'ailleurs que leur strict devoir; car
elles ne font, dans cette circonstance, qu'assurer à la
population qui les délègue, la sécurité qui lui est due
et que les municipalités doivent lui garantir.

C'est ainsi que les choses se passent dans toutes
les villes de France — je dis *toutes* — excepté à
Lyon cependant.

Cette exception concernant une agglomération de
3 à 400,000 habitants doit, certainement, paraître
étrange, et mérite bien d'attirer l'attention, non seulement de la population tout entière, qui y est si
directement intéressée, mais encore et surtout celle
des autorités locales, dont le premier devoir est de
surveiller et d'étudier attentivement toutes les questions relatives à l'hygiène publique.

Malheureusement, et en ce qui concerne le commerce des viandes de boucherie, les nombreuses administrations municipales qui se sont succédé, à
Lyon, depuis un temps immémorial, n'ont pas eu le
loisir, sans doute, de songer à la triste situation sanitaire qui est faite à notre ville, et n'ont pas même
semblé connaître ce qui se pratique partout ailleurs à ce sujet. Nous en sommes tout simplement
restés, sous ce rapport, et dans la seconde ville de
France, au beau temps où des *langayeurs jurés*

étaient chargés de surveiller l'industrie de la corpo-
ration des bouchers, c'est-à-dire à une époque où
l'on consommait peut-être dix fois moins de viande
qu'aujourd'hui, et où l'on ne connaissait pas les tra-
vaux importants qui ont été faits, depuis, concernant
les questions d'hygiène et d'alimentation publiques.

Je vais essayer d'en donner la preuve.

La ville de Lyon possède deux abattoirs : celui
de Perrache et celui de Vaise; et les animaux de
boucherie doivent passer par l'un ou l'autre de ces
établissements avant d'être livrés à la consommation
publique. D'un autre côté, c'est sur un seul marché :
celui de Vaise, que se traitent les opérations considérables et nombreuses que comporte le commerce
de la boucherie lyonnaise.

Je n'ai certainement pas l'intention de faire ici un
cours de pathologie vétérinaire, à propos des maladies nombreuses dont les animaux de boucherie,
conduits sur notre marché ou dans nos abattoirs,
peuvent être atteints.

Tout le monde a au moins une idée vague des
dangers que peuvent faire courir à la santé publique, ces bandes d'animaux qui nous arrivent tous
les jours et de tous pays. Chacun sent et comprend
qu'il y a là une question d'hygiène publique de la
plus haute importance, et que la sécurité des consommateurs, c'est-à-dire de toute la population, ne
sera véritablement assurée qu'à la condition de faire
surveiller, d'une manière rationnelle, intelligente et
rigoureuse, cet immense mouvement commercial des
animaux de boucherie qui se produit forcément sur
notre marché lyonnais.

Pour que cette surveillance soit une garantie vé-
ritable, c'est sur le champ même du marché qu'elle
doit commencer; car l'inspection des animaux qui
s'y trouvent suffirait souvent à un homme compé-
tent pour découvrir la présence d'animaux atteints·

d'affections contagieuses et même mortelles pour l'homme. Le commerce des animaux domestiques n'est malheureusement pas toujours empreint d'une bonne foi et d'une honnêteté sans mélange ; et nous savons que la santé publique préoccupe fort peu la bande de flibustiers qui exploitent généralement, dans les grandes villes, le commerce interlope des animaux malsains et des viandes suspectes.

Cette première mesure, rationnellement appliquée, servirait d'abord à fixer d'une façon plus équitable et plus sûre, les faits relatifs à la jurisprudence concernant la vente des animaux de boucherie ; et, surtout, couperait court à bon nombre de manœuvres clandestines, que déplorent et que réprouvent tous les bouchers sérieux.

C'est ensuite dans l'abattoir et sur l'animal vivant qu'une inspection attentive et rigoureuse doit se continuer. C'est à ce second examen que l'inspecteur délégué pourra constater ou, du moins, pressentir l'existence de maladies dangereuses pour la santé publique, dont les animaux rendus à l'abattoir peuvent être atteints. Et, parmi les espèces d'animaux domestiques qui constituent la base de l'alimentation, les affections transmissibles à l'homme, dangereuses pour sa santé sont fréquentes et nombreuses. Dans le seul groupe des maladies dites *charbonneuses*, quelques-unes sont éminemment contagieuses pour l'homme et presque toujours mortelles pour lui. Et lorsque l'on songe que ces affections sont particulièrement spéciales à la classe des ruminants, c'est-à-dire aux animaux qui constituent l'immense majorité de notre approvisionnement, il est facile de comprendre à quels dangers immenses et permanents est exposée la population, si des mesures rationnelles et rigoureuses ne sont pas prises pour les arrêter ou les combattre.

L'examen de l'animal vivant est donc tout d'abord

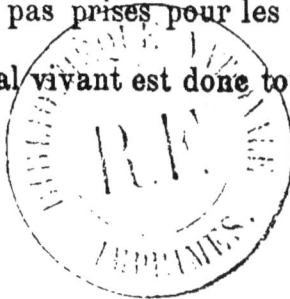

indispensable, mais ce n'est qu'après l'abatage, c'est-à-dire à l'autopsie, que l'homme de l'art délégué à cet effet, peut juger avec connaissance de cause et définitivement. Pour toutes les affections transmissibles à l'homme et dangereuses pour la santé publique : telles que les maladies charbonneuses, le sang de rate, la phthysie pulmonaire, pour les ruminants ; la ladrerie du porc — beaucoup plus dangereuse pour l'homme que la trichinose, autour de laquelle on a fait tant de bruit — etc., etc. Ce troisième et dernier examen sur le cadavre, c'est-à-dire après l'abatage, est indispensable et de toute nécessité. Cette dernière inspection est la plus décisive ; elle ne peut donc être faite que par des hommes possédant des connaissances médicales sérieuses, car elle doit être, en définitive, le complément nécessaire, le *criterium* des inspections précédentes.

Telle est la marche qu'il faut suivre, pour assurer aux consommateurs la sécurité qui leur est due relativement au commerce des viandes de boucherie. Toutes les municipalités de France l'ont compris depuis longtemps et n'en observent d'ailleurs pas d'autre — si ce n'est à Lyon, je le répète.

D'un autre côté, un grand nombre de petites boucheries lyonnaises s'approvisionnent, en partie du moins, avec des viandes provenant d'animaux abattus en dehors de la ville, c'est-à-dire dans toutes les localités avoisinantes. Chaque matin ces viandes arrivent, toutes dépecées, à nos diverses barrières, surtout à celles du cours Lafayette. Ce trafic tout spécial et relativement considérable des viandes de boucherie abattues et dépecées hors barrières, peut être la source des plus graves inconvénients, et ce genre de commerce ne doit être toléré qu'à la condition de lui appliquer les mesures de police sanitaire les plus énergiques et les plus rigoureuses.

Il ne s'agit guère, en effet, dans ce cas, que de

viandes vendues à un prix inférieur, qui sont généralement destinées à la consommation des classes
laborieuses et pauvres, c'est-à-dire des consommateurs qui courent le plus de risques, par cela même
qu'ils peuvent opposer le moins d'exigences à la
cupidité industrielle de leurs fournisseurs. C'est donc
surtout ici, que la tutelle administrative devient indispensable, et que sa vigilance doit s'exercer incessamment par des mesures qui assurent aux consommateurs la sécurité dont l'administration doit
répondre, et que, dans cette circonstance, elle nous
doit à tous.

Tel est le tableau restreint de la situation dans
laquelle nous place le commerce des animaux et des
viandes de boucherie.

Voici maintenant les mesures que, depuis un temps
immémorial, la municipalité lyonnaise a cru devoir
prendre et maintenir pour parer aux dangers nom-
breux et incessants que l'industrie des viandes de
boucherie fait courir à ses administrés.

Le service sanitaire de nos deux immenses abattoirs, du marché de Vaise, de tous les étaux de la
boucherie (ville et halles), de la réception des viandes
du dehors aux barrières, est confié à DEUX INSPEC-
TEURS !

Je suis convaincu de la parfaite honorabilité de
ces deux fonctionnaires ; et le seul exposé du travail
qui leur incombe suffit pour établir que leur charge
est des plus pénible, et, conséquemment, loin d'être
une sinécure. Je ne mets pas en doute un seul instant, le zèle qu'ils apportent dans l'exercice de leurs
pénibles fonctions; et je suis assuré qu'ils y consa-
crent tout le talent et toutes les connaissances dont
ils disposent. Mais notre administration municipale
me permettra de lui faire observer qu'en des circons-
tances aussi graves, toutes ces qualités sont parfaitement secondaires, et sont loin de suffire aux exigences qu'impose, d'elle-même, la situation.

L'un de ces Inspecteurs est, en effet, tout simplement un *ancien garçon boucher*, dont je ne conteste
pas les connaissances pratiques en fait de viande de
boucherie, mais qui ne peut pas offrir de garanties
scientifiques suffisantes, pour accomplir, comme elles
doivent l'être, les importantes fonctions qui lui sont
confiées.

L'autre inspecteur est encore bien moins que le
premier, à la hauteur de la tâche qui lui est imposée,
car on m'assure que c'est un ancien ouvrier en soie.

C'est sur ces deux fonctionnaires choisis par la
municipalité lyonnaise, que retombe la tâche considérable que je retraçais il n'y a qu'un instant, au sujet
de l'inspection des animaux destinés au commerce
de la boucherie.

L'un de ces inspecteurs est chargé de la surveillance du marché et de l'abattoir de Vaise, des boucheries de la ville, des étaux de nos marchés et halles
couvertes ; l'autre inspecte l'abattoir de Perrache,
quelques étaux de la ville, et est préposé spécialement
à l'examen et à la réception des viandes dépecées,
qui sont présentées chaque jour aux barrières.

Malgré tout le zèle et le courage que l'on puisse
leur supposer, l'accomplissement d'un pareil travail,
par deux hommes seulement, est absolument et ma-
tériellement impossible. Ce premier point me paraît
indiscutable ; et personne, je le crois du moins,
n'oserait le contredire.

Quant à la question de compétence et des garanties que ces deux inspecteurs, choisis par l'administration, peuvent offrir à la population lyonnaise,
relativement aux mesures d'hygiène publique qu'ils
sont chargés de faire appliquer, je ne suppose pas
non plus qu'il soit possible de déclarer, sérieusement,
que cette compétence et ces garanties sont suffisantes.

Telle est la situation qui nous est faite et à laquelle

notre municipalité actuelle n'a rien su ou rien voulu changer

Après cet exposé sommaire, je laisserai à mes concitoyens le soin de tirer les conclusions qui découlent d'un état de chose aussi déplorable ; et je me contenterai de rappeler à notre administration municipale actuelle, que dans une question d'intérêt public aussi grave que celle-ci, elle ne me semble pas avoir mieux compris que les administrations précédentes, le devoir strict et rigoureux qui lui est imposé.

Mais, avant de terminer et pour compléter ma tâche, je crois utile de dire quelques mots concernant le commerce de la viande de cheval qui, elle aussi, figure à Lyon comme viande de boucherie. J'espère que personne ne me contestera le droit de m'occuper de cette question de l'hippophagie que j'ai toujours défendue avec ardeur, et au succès de laquelle, à Lyon du moins, je crois avoir participé pour une assez large part.

A l'époque où l'Ecole vétérinaire, les médecins, les journalistes protestaient contre les qualités alimentaires de la viande de cheval, de concert avec l'honorable et savant Dr Munaret, je m'efforçais de prouver que cette viande était abondante, saine, nutritive et qu'elle constituait une ressource importante pour l'alimentation publique. Depuis, mes idées n'ont pas changé à ce sujet ; le chiffre de la consommation de cette viande prouve que mes suppositions étaient vraies ; et, quoique je ne me sois plus occupé de cette question, parfaitement élucidée à Lyon sans ma participation et sans mon concours qui, d'ailleurs, n'étaient pas nécessaires à l'administration, j'ai du moins la satisfaction de voir que mes adversaires d'autrefois sont devenus des partisans convaincus de la viande de cheval ; et que, quelques-uns, se sont même faits les pourvoyeurs de ces boucheries spéciales.

Mais après être resté complètement étranger à tout ce qui touche à l'introduction de la viande de cheval, dans l'alimentation de notre ville, et en face des faits récents qui viennent d'émouvoir si vivement l'opinion publique à ce sujet, il m'est bien permis de signaler ici la source des dangers que ce genre d'industrie nous fait courir, et les mesures de police sanitaire qu'il est indispensable d'y opposer.

Le cheval, l'âne et le mulet, peuvent être atteints de deux affections éminemment contagieuses ; la morve et le farcin. L'une et l'autre de ces maladies sont transmissibles à l'homme par le simple contact des animaux infectés, et sont malheureusement toujours mortelles pour lui. La morve chronique a, de plus, le triste privilège, chez le cheval, de ne pas atteindre rapidement et profondément son organisme, malgré son issue toujours mortelle. Cette marche lente, particulière à la morve du cheval, fait précisément que l'animal qui en est atteint conserve pendant quelque temps tous les signes extérieurs de la santé et de l'embonpoint, et peut devenir, par cela même, un sujet de spéculation coupable de la part des maquignons interlopes qui se livrent à cette industrie criminelle.

En ce qui concerne les chevaux morveux, Lyon possède un foyer d'infection permanent, qui se renouvelle tous les samedis, et cela ouvertement, publiquement : c'est le marché aux chevaux désigné sous le nom de *charabaras*. Chaque semaine on y trafique, sans gêne et sans vergogne, de chevaux morveux qui marchent, qui trottent et circulent à travers 100 ou 150 chevaux sains, après avoir parcouru déjà les rues de la ville. Ces chevaux malades, qui ne devraient pas avoir d'autre destination que l'atelier de l'équarisseur, sont aujourd'hui disputés sur le marché, à cet industriel, par des trafiquants qui ne craignent pas de les payer le double et le triple du prix qu'il peut en offrir.

Que deviennent ces animaux dangereux? Un bon nombre disparaissent, et l'équarisseur lui-même ignore la fin qui leur est réservée. Les autres, les mieux conservés, sont revendus, sur le même marché, quelquefois à plusieurs reprises différentes à des acheteurs naïfs qui se laissent allécher par le prix, relativement réduit, qui leur est demandé. Dans ce cas, ou bien l'acheteur prend immédiatement livraison du cheval, c'est alors une écurie et peut-être tout une localité qui se trouve infectée ; ou bien il se réserve de soumettre l'animal à la visite d'un vétérinaire. C'est généralement à l'école vétérinaire que se passe, le lendemain, cette opération ; car, depuis près de 40 ans, le professeur de clinique de cet établissement a le monopole indéniable et à peu près absolu de tout ce qui concerne, à Lyon, les questions relatives au commerce des chevaux.

Le public reste convaincu qu'en pareille circonstance, ce fonctionnaire de l'Etat n'oublie jamais les devoirs que sa position lui impose ; c'est-à-dire, qu'une fois entré à l'Ecole vétérinaire, un cheval reconnu morveux ne doit plus en sortir. Mais ce même cheval n'en aura pas moins passé la nuit du samedi au dimanche dans une des nombreuses écuries qui avoisinent le marché de Charabaras. Ce simple séjour dans une écurie d'auberge peut avoir les conséquences les plus graves ; et le voyage que cet animal doit faire ensuite, de Perrache au quai de l'Observance, c'est-à-dire à travers les rues principales de la ville, n'est pas non plus sans danger pour l'hygiène publique.

Une surveillance rigoureuse des animaux conduits sur le marché de Charabaras me paraît donc une mesure de sécurité qu'il est indispensable d'appliquer le plus promptement possible. Et les autorités locales doivent rappeler à ceux qui pourraient l'ignorer ou l'oublier, que la loi punit sévèrement, non-seulement les propriétaires, mais encore les *gardiens* et les *détenteurs* d'animaux atteints de maladies contagieuses, *qui négligent d'en faire immédiatement la déclaration aux autorités compétentes.*

Quant à l'abatage des chevaux destinés à la boucherie, c'est dans l'intérieur de la ville et non pas hors barrières qu'il doit se faire ; et cela, dans *un seul local*, choisi et désigné à cet effet par l'administration. C'est là que l'inspection et le contrôle des chevaux destinés à la boucherie doit être pratiqué avant et après l'abatage, avec exigence pour l'inspecteur, de ne jamais accorder l'autorisation de vente sans avoir fait l'autopsie méthodique de la tête de l'animal.

Ces moyens simples, mais nécessaires, suffiraient, il me semble, pour mettre les consommateurs à l'abri des dangers que la manipulation et l'usage de la viande de cheval peuvent faire courir à ceux qui la consomment et, surtout, à ceux qui la débitent ou la préparent.

Telles sont les observations que j'ai cru utile de formuler relativement au commerce de la boucherie lyonnaise, par rapport à l'hygiène publique. Et le lecteur voudra bien me faire l'honneur de croire que, quoique vétérinaire, je n'ai été guidé par aucun intérêt personnel dans l'étude de cette question.

Mais, lorsque je réfléchis au sort qui doit être réservé aux idées que je viens de développer sur ce point important, il me revient un souvenir, duquel je ferai une toute petite histoire, par laquelle le lecteur me permettra de terminer.

Il y a déjà quelques années, j'avais l'honneur de m'entretenir souvent avec un des hommes les plus considérables de Lyon, et qui voulait bien m'accorder sa bienveillante sympathie. Je veux parler de M. Arlès-Dufour père, qui s'intéressait si vivement à toutes les questions relatives au bien-être et aux intérêts publics. J'eus occasion de lui parler alors du commerce des viandes de boucherie à Lyon, et je lui communiquai de vive voix les observations et les faits que je viens de transcrire ici. M. Arlès-Dufour parut stupéfait qu'un pareil état de choses pût se perpétuer dans une ville comme Lyon. Et, sans m'en avoir prévenu, il signala cette situation étrange au sénateur-préfet, qui administrait alors notre département. Un beau jour, et sans trop savoir pour quel motif, je reçus l'invitation de me rendre dans le cabinet préfectoral. Je m'y rendis, et l'administrateur du département me pria de vouloir bien lui communiquer mes observations relativement à la vente des viandes de boucherie. Je m'empressai de répondre à son désir, et j'étais en train de faire toute la dépense d'éloquence dont je suis capable, lorsque je m'aperçus que je n'avais reussi qu'à.... ENDORMIR mon grave et puissant auditeur. prosaïquement accoudé sur son bureau.

Je crus inutile de continuer; et mon brusque silence fit cesser promptement l'état physiologique que ma parole avait eu le privilége de produire.

Je me gardai bien de renouveler mon dangereux exercice, et je me retirai sur l'assurance : « qu'un « compte sérieux serait tenu des observations que « j'avais bien voulu transmettre. » C'est le seul préfet-sénateur que j'aie eu le talent d'endormir. Mais j'ai toujours évité, depuis, de faire aucune explication verbale à tout ce qui est administrateur ou administration. Je connais mon genre de talent; et j'en use en conséquence.

C'est pourquoi j'écris aujourd'hui ce que j'ai essayé de développer de vive voix autrefois. Et quoiqu'en m'adressant à une administration républicaine, c'est-à-dire à des hommes que je suppose moins blasés sur les effets de la parole que ne m'ont paru l'être les administrateurs de l'empire, je n'en procède pas moins avec mesure, et j'espère que ma prose n'occasionnera pas, sur eux, l'effet narcotique que ma parole pourrait produire.

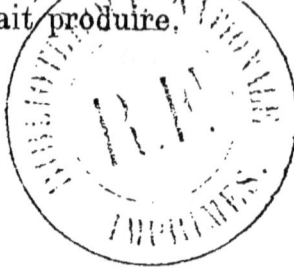

FIN

Lyon. Association typographique. — Regard rue de la Barre 12

www.ingramcontent.com/pod-product-compliance
Lightning Source LLC
Chambersburg PA
CBHW070211200326
41520CB00018B/5591